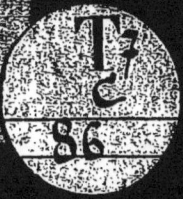

CONGRÈS COLONIAL de 1903

PARIS (29 mars — 4 avril).

7ᵉ SECTION : HYGIÈNE COLONIALE

NOTE SOMMAIRE

SUR

L'HYGIÈNE DES COLONS

DANS LES PAYS CHAUDS

PAR

M. le Docteur G. REYNAUD

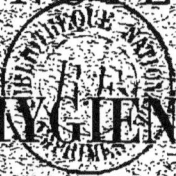

Ancien médecin en chef du corps de santé des Colonies, chargé du
cours d'hygiène coloniale à l'École de médecine de Marseille

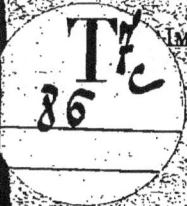

PARIS

IMPRIMERIE TYPOGRAPHIQUE JEAN GAINCHE

15, rue de Verneuil, 15

1903

CONGRÈS COLONIAL de 1903
PARIS (29 mars — 4 avril).

7ᵉ SECTION : HYGIÈNE COLONIALE

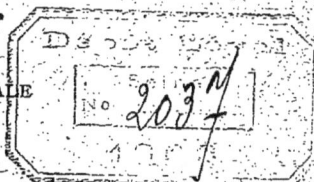

NOTE SOMMAIRE

SUR

L'HYGIÈNE DES COLONS

DANS LES PAYS CHAUDS

PAR

M. le Docteur G. REYNAUD

Ancien médecin en chef du corps de santé des Colonies, chargé du
cours d'hygiène coloniale à l'Ecole de médecine de Marseille

❧❧❧

PARIS
IMPRIMERIE TYPOGRAPHIQUE JEAN GAINCHE
15, rue de Verneuil, 15

1903

NOTE SOMMAIRE
SUR
L'HYGIÈNE DES COLONS
DANS LES PAYS CHAUDS (1)

Par M. le Dʳ G. REYNAUD

Ancien médecin en chef du corps de santé des colonies, chargé du cours d'hygiène coloniale à l'Ecole de médecine de Marseille.

Le climat des pays chauds — dits salubres — agissant par les seules forces météoriques, produit l'anémie, le coup de chaleur ou l'insolation, des troubles digestifs allant de la dyspepsie à la diarrhée, quelques fièvres saisonnières légères, quelques éruptions telles que la *Bourbouille*. Il est incapable de produire à lui seul une des maladies endémiques ou épidémiques. Il peut en préparer l'introduction en affaiblissant lentement l'organisme.

Les principales maladies endémiques ou endémo-épidémiques sont d'origine microbienne ou parasitaire, liées à l'état

---

(1) Voir l'Hygiène Coloniale, par G. A. Reynaud. — Editeur J. B. Baillière.

du sol et se propagent suivant des voies et par des véhicules dont l'énumération est donnée dans le tableau suivant :

GRANDS PARASITES OU MICROBES VÉHICULÉS PAR :

L'eau : choléra; dysenterie et diarrhée; fièvre typhoïde; filariose; bilharziose (?); paludisme (?); lombrics; vers de Guinée; ankylostome; douve hépatique; bactéries banales des plaies phagédéniques.

L'air : fièvre jaune; fièvre typhoïde; paludisme (?); béribéri (?); maladie du sommeil (?); variole; lèpre; tuberculose.

Le sol : paludisme; peste; choléra; fièvre jaune; fièvre typhoïde; dysenterie; tétanos; lèpre; puces chiques; vers de Guinée.

Les aliments végétaux : choléra; dysenterie; fièvre typhoïde.

Les aliments animaux : tœnias; trichines.

Les animaux vivants, insectes, etc. : paludisme; fièvre jaune; peste; filariose; bilharziose (?); lucilia hominivorax; venins des serpents, des araignées et des scorpions.

L'homme, les objets, les habitations : lèpre; peste; fièvre jaune; choléra; tétanos; fièvre typhoïde; dysenterie; paludisme; béribéri.

CAUSES QUI AUGMENTENT LA RÉCEPTIVITÉ POUR LES MALADIES ENDÉMIQUES

Organismes en voie de formation; maladies antérieures; tares organiques; transformations d'acclimatement; surmenage; surcharges; excès ou alimentation insuffisante; habi-

tation défectueuse; insomnies; misères; dépression morale.

Les règles de l'hygiène découlent de
ces données principales :

1° *Sélection des individus*. — La morta-
lité des Européens est de trois à cinq fois
plus forte que celle des indigènes. Les
équipes de travailleurs seront donc com-
posées entièrement d'indigènes, bien sé-
lectionnés, originaires d'un pays voisin ;
quelques Européens formeront le cadre.

Les Méridionaux ont, comme principal
avantage, sur les septentrionaux, la sobriété; à sobriété égale il y a égalité de
résistance si les autres conditions de vie
sont semblables.

L'âge le plus favorable est compris
entre trente-cinq et quarante-cinq ans.
Les enfants ne pourront être transplan-
tés qu'après l'âge de cinq ans.

Les complexions sèches, musculeuses,
avec forte ossature, une poitrine largement développée, un tempérament modé-
rément nerveux et sanguin conviennent
pour la colonisation.

Les individus lymphatiques, sanguins,
névrosés, obèses; ceux qui sont atteints
de diarrhées ou dyspepsies rebelles, de
maladies des reins, du foie ou de la rate,
les arthritiques rhumatisants, les tuber-
culeux à tous les degrés, certains cardia-
ques, les alcooliques, les scrofuleux, les

syphilitiques récents, les anémiques, les paludéens doivent renoncer à la colonisation.

Epoques de départ d'Europe. — Les époques de départ pour les pays chauds seront fixées de manière à débarquer lorsque la saison fraîche est bien établie :

ÉPOQUES D'ARRIVÉE DANS LES COLONIES

Zones prétropicale et tropicale (Nord). — Tonkin, Egypte, vers la fin de novembre.

Zone équatoriale (Nord). — Ashantis, Dahomey, vers la fin de décembre.

Zone équatoriale (Sud). — Gabon, de mai à commencement de juin.

Zones prétropicale et tropicale (Sud). — Madagascar, commencement de juin.

Le départ sera retardé si une épidémie règne dans la colonie.

Précautions avant le départ. — Tous les émigrants seront vaccinés ou revaccinés avant le départ. Ils seront pourvus de l'équipement colonial complet. Les travailleurs indigènes recrutés dans des pays où le choléra, la peste, la fièvre jaune sont endémiques, seront isolés pendant quelques jours avant d'être embarqués; pendant cet isolement ils seront vaccinés et leurs bagages désinfectés.

Débarquement dans les colonies. — Le débarquement aura lieu avant 9 heures du matin ou après 4 heures du soir, par le moyen d'embarcations recouvertes de tentes ou de paillottes.

Habitation. — Si les exigences du commerce font placer l'atelier ou le bureau, ou le magasin dans les terres basses, ordinairement malsaines, par contraire l'hygiène exige que l'habitation soit édifiée sur une hauteur où l'air est plus frais, plus pur, où il y a moins de moustiques qui sont les véhicules de la fièvre paludéenne, de la fièvre jaune, de la filariose (éléphantiasis, etc.). La maison sera placée sur la partie supérieure du versant opposé à la direction des vents régnants si ces vents sont trop violents ou ont passé sur des plaines insalubres.

On recherchera un sol déclive, sans dépression, compact, non argileux, siliceux, ou sablonneux sur une grande épaisseur et sans mélange d'argile; de manière que les eaux s'écoulent facilement à la surface ou disparaissent facilement dans la profondeur.

Il faut s'éloigner de toutes les surfaces d'eaux stagnantes, des champs incultes, des forêts non exploitées ou séparer la maison par un rideau d'arbres. Les massifs d'arbres trop épais étant des nids à moustiques sont à éviter.

Le sol sera assaini par le *dessèchement* (drainage, comblement, écoulement, colmatage), par le *défrichement*, fait surtout par la hache, le feu ou des machines fouilleuses, ou la main d'œuvre indigène, et enfin par la culture.

La maison sera orientée de manière à offrir ses plus grandes surfaces obliquement aux brises régnantes si elles sont saines. Elle sera entre cour et jardin dans les villes.

La maison sera élevée de 1 mètre 50 à 2 mètrés au-dessus du sol, sur pilotis, sur piliers en maçonnerie ou sur voûtes; ses assises seront formées par une *plaque d'isolement* faite en béton ou en sable de 0 mètre 70 d'épaisseur.

Le sous-sol sera toujours libre

Les murs en briques ou en bois seront à doubles parois pour ménager dans leur épaisseur un matelas d'air et un courant d'air. Les murs en pierre sont bons protecteurs s'ils sont épais.

La maison *comprendra* un rez-de-chaussée et, autant que possible, un étage, l'un et l'autre hauts de plafond (environ 4 mètres 1/2). Les chambres à coucher seront situées à l'étage supérieur parce que le paludisme, contracté surtout la nuit par les piqûres de moustiques, y est moins à craindre.

La maison sera couverte par une *toiture* en tuiles, en bardeaux ou en chaume. Le zinc ne peut être admis dans la construction de la toiture qu'en cas d'absolue nécessité. Mieux vaut alors le recouvrir d'une *seconde toiture* en chaume ou en feuilles de latanier. La superposition de deux toitures est d'ailleurs une excellente pratique dans les régions torrides (première toiture en tuiles, bardeaux ou zinc ondulé; deuxième toiture, reposant sur la première, à 0 mètre 50 au-dessus, en chaume).

Un *grenier*, bien ventilé et communiquant avec l'espace vide entre les deux parois des murs, séparera la toiture de l'étage supérieur. Il sera percé d'ouvertures avec persiennes aux deux extrémités ou surmonté d'un lanterneau.

Les *planchers* seront en briques vernissées, pouvant être nettoyées avec un chiffon humide, ou en planches de bois bouvetées enduites de cire ou d'huiles de lin ou ricin bouillantes.

Les *plafonds* et les *cloisons* seront recouverts d'enduits lisses, de vernis, de papiers lavables, ou d'un badigeon à la chaux. Les cloisons pourront être incomplètes de manière que l'air circule d'une pièce à l'autre.

Les *appartements* seront distribués en pièces larges, donnant à chaque habitant 50 à 60 mètres cubes, s'ouvrant d'un côté sur un vestibule commun, de l'autre sur la vérandah par de grandes portes-fenêtres à persiennes, faisant vis-à-vis aux portes.

Une vérandah, large de 3 mètres, fera le tour de la maison à chaque étage, en manière de balcon, couvert d'une toiture et fermé par des persiennes ou des stores, arrosés plusieurs fois par jours. Des toiles de moustiquaire ou métalliques seront tendues à toutes les ouvertures.

Il est mauvais de faire grimper des lianes le long des vérandahs : ce sont des nids à moustiques.

Le *mobilier* ne comporte ni rideaux, ni tapis ; seulement des lits en fer très larges, avec sommier en acier ou en rotin tressé, un matelas de coton mince et serré, des draps de coton, une couverture de laine ou de coton suivant la saison, le pays ou l'altitude, des meubles de siège rotinés, des armoires ou commodes en bois verni, une grande moustiquaire pour le lit.

Des pankas, suspendus aux plafonds des pièces habitées pendant le jour, entretiendront l'agitation de l'air qui chasse les moustiques et rafraîchit le peau.

Les annexes de l'habitation (cuisines, écuries, latrines, salles de bains, maisons de domestiques) seront éloignées d'elle, à 10 ou 12 mètres environ, sous le vent, en contre-bas, séparées par une cour et reliées par un passage couvert.

Dans les villes dépourvues d'égout, les

matières excrémentitielles seront recueillies dans des tinettes garnies de
terre ou de cendres sèches enlevées jour-
nellement, ou dans des fosses garnies de
terre vidées tous les mois ; les eaux sales
seront envoyées au fleuve, à la mer ou
dans un puits perdu loin de l'habitation.
Les matières excrémentitielles seront
désinfectées avec de la terre sèche ou un
lait de chaux à 20 %.

Les détritus végétaux ou de cuisine,
balayures, etc., seront enlevés journelle-
ment ou brûlés, ou jetés au fumier si on
est à la campagne.

L'écoulement des eaux doit être soi-
gneusement assuré par un réseau de ca-
naux. Il faut éviter à tout prix la formation de toute flaque d'eau stagnante
où les moustiques, véhicules de la fièvre,
pourraient faire leur ponte.

Les meilleures *habitations temporaires*
sont des cases faites avec de la paille
serrée en bottes ou en paillassons, avec
des clayonnages en bambous ou des
feuilles de latanier ou du pisé, et élevées
sur pilotis.

Les tentes protègent insuffisamment
contre la chaleur. Il convient, s'il faut
les employer, de les faire à double paroi,
de les mouiller extérieurement ou de les
recouvrir de feuillages.

Les baraques en bois démontables,
construites à une certaine hauteur au-

dessus du sol, seront utilisées comme habitations temporaires d'une certaine durée.

Les unes et les autres seront garnis de cadres avec toile de moustiquaire à toutes leurs ouvertures.

Les *campements* seront établis, hors des villages indigènes, sur des monticules. Les emplacements de camps antérieurement occupés seront évités s'ils ont été souillés.

Vêtements. — Il faut un vêtement de jour et un vêtement de nuit :

a) *Costume de jour.* — Il se composera de deux couches de vêtements minces, absorbant la sueur et mauvais conducteurs de la chaleur solaire :

1° Caleçon de coton, long gilet de tricot en coton ou en laine lâche, *ou* gilet de flanelle avec ceinture de même étoffe, *ou* chemise de flanelle-coton, ample, sans col, chaussettes de coton.

2° La couche superficielle se compose d'un pantalon de cotonnade (blanc, gris ou cachou), flottant, peu serré à la ceinture ; veston de coton, l'encolure, avec taille.

... ne seront ... altitudes ou dans les ... es du Tonkin, du Sénégal. ... les appartements un pantalon et un veston plus amples, sans formes, empruntés aux modes chinoises, constituent un costume très commode appelé la Mauresque.

Le costume des femmes doit aussi être établi d'après les mêmes principes : pas de constriction, formes amples permettant la circulation de l'air ; double couche de vêtements légers.

b) *Costume de nuit.* — Il est particulièrement nécessaire dans les pays où les écarts de température sont de plus de 20 degrés en vingt-quatre heures (Soudan); il se compose de vêtements de laine douce ou de drap, de la même forme que les précédents (vestons ou Mauresques). Un béret, une capote ou une pèlerine sont parfois nécessaires dans les campements. Le port de la ceinture de flanelle est particulièrement nécessaire.

c) *Chaussures et coiffures.* — La *chaussure de marche* sera un brodequin en peau de chèvre (ou autre cuir souple), lacé, avec coutures en dehors, pourvu d'un soufflet adhérent, avec semelles reproduisant la forme du pied; des jambières de toile compléteront la protection. Le cuir des chaussures sera frotté de suintone, de saindoux ou de beurre de karité pour le ramollir.

Les *chaussures de ville* seront des souliers découverts en toile ou en cuir.

Les *chaussures de repos*, dans les expéditions, seront des espadrilles avec semelles de cuir et empeignes de toile garnies de cuir; dans les villes elles seront représentées par des pantoufles de toile ou de paille.

La *coiffure de jour* est le *casque* en liège ou en moelle de sureau, ou d'aloès, haut de forme, à bords largement évasés; ou le *feutre mou*, ou même le « *panama* » en paille dans les régions peu chaudes. La protection de la tête sera complétée en mettant dans le casque un mouchoir ou une éponge humides, des feuilles ou des herbes vertes.

La *coiffure de nuit* sera le bonnet de police ou le béret.

Des lunettes à verres coquilles, neutres, fumés ou bleus; une ombrelle blanche doublée de vert; des voiles de mousseline ou de tulle de moustiquaire, une couverture ou pélerine imperméabilisée compléteront le costume des explorateurs.

Les vêtements mouillés seront promptement échangés contre des vêtements secs, puis trempés dans l'eau chaude savonneuse, rincés dans l'eau pure et séchés au soleil. Le soleil et le savon sont deux excellents désinfectants. Les vêtements souillés par la suppuration, par des plaies, par des ordures seront lavés à la solution de sublimé ou ébouillantés.

Propreté corporelle. — 1º Une lotion savonneuse générale le matin, à jeun; 2º ablution rapide ou bain de deux ou trois minutes dans la journée après une marche, un exercice ou la sieste; 3º rapide lotion à l'éponge ou enveloppement dans le drap mouillé le soir, après de grandes fatigues; 4º lavages fréquents des mains et des orifices naturels.

La barbe et les cheveux seront coupés court et fréquemment lavés.

Alimentation (aliments solides). — L'alimentation des Européens dans les pays chauds sera conforme à leurs habitudes. Les proportions relatives des aliments qui la composent seront seules modifiées de façon à restreindre la dose des graisses, aliments trop calorifiques, et à fournir des aliments facilement assimilables et sous un petit volume. Les œufs, les volailles (sauf le canard et l'oie), le poisson seront préférés au gibier, aux viandes de porc, aux viandes de boucherie. Le riz, les légumes frais, crus et surtout cuits, en assaisonnement autour des viandes, les patates, les pommes de terre, les fruits frais entreront pour une bonne part dans chaque repas. La ration-type (susceptible de modifications suivant les circonstances) peut être ainsi composée d'après les principes qui précèdent :

I. — Premier déjeuner.

Pain...................... 50 gr.
Infusion de café....... 100 gr.
Lait...................... 100 gr.
Sucre.................... 10 gr.

II. — Deuxième déjeuner ou repas de midi.

OEufs................ 2

ou :

Poisson............... 120 gr.

ou :

Viande de boucherie ou
    volaille .... 100 gr.
Légumes frais........ 150 gr.

ou :

Légumes secs........ 50 gr.
Pain.................. 150 gr.
Vin................... 25 centilit.
Fruits .... 50 gr.

III. — Dîner ou repas du soir.

Potage................ ..
Viande de boucherie ou
    volaille .... 80 gr.
Légumes frais........ 150 gr.
Fruits frais.......... 50 gr.
Vin................... 25 centilit.
Pain.................. 100 gr.

Avec du pain, du fromage, du lait, des
légumes secs et surtout du *sucre*, il sera
facile de compléter cette ration de manière à faire face à des besoins exception-
nels de calorification ou d'énergie.

Les viandes (bœuf, porc, mouton) seront soumises à une cuisson prolongée pour détruire les parasites. Les poissons ne seront mangés qu'après renseignements pris auprès des indigènes et toujours après avoir été débarrassés des œufs, du foie et de la laitance.

Les crabes, crevettes, homards, etc., ne seront mangés qu'en petite quantité et exceptionnellement.

Les aliments conservés en boite sans plomb, préparés par la chaleur à 115°, seront consommés à défaut d'aliments frais. Toute boite ouverte doit être immédiatement consommée.

Le lait, frais ou de conserve, doit entrer pour une large part dans l'alimentation des valides et des malades.

La *préparation* des aliments, confiée à un cuisinier indigène, sera aussi variée que possible. Il faut manger peu de ragoûts; donner la préférence aux viandes rôties ou bouillies agrémentées de légumes frais et de purées. L'usage des condiments (achards, cannelle, piment, poivre, karis) ne peut être permis qu'avec une extrême modération. Les repas doivent avoir lieu à des heures très régulières.

Boissons. — 1° *L'eau* est le véhicule d'un grand nombre de germes morbides (dysenterie, choléra, fièvre typhoïde, etc.). Quelle que soit leur provenance (eaux de

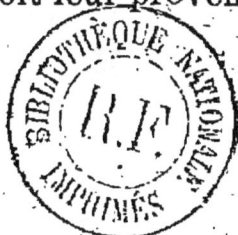

pluie, de fleuve, de source, de puits, de mare), les eaux potables doivent toujours être épurées avant d'être absorbées. Il en est ainsi surtout des eaux de mares, de puits, de fleuve. Les eaux de source sont les meilleures. Celles de pluie sont acceptables si elles sont recueillies dans des citernes propres, étanches, et après avoir ruisselé sur des toitures en zinc ou en tuiles bien entretenues.

Mieux vaut épurer l'eau avant de la boire que de se fier à son origine. Les meilleurs procédés de stérilisation sont les suivants :

L'*alunage* (10 à 25 centigr. d'alun additionné ou non de 10 centigr. de carbonate de soude), bon pour clarifier l'eau, insuffisant pour la stériliser.

Le *permanganate de potasse* (ou de chaux) à la dose de 5 à 10 centigr. pour un litre d'eau. Ou clarifie ensuite en filtrant sur du sable, du charbon pilé, du marc de café. Le filtre *Lapeyrère*, basé sur ce procédé, se compose d'un morceau de laine imprégnée d'oxyde de manganèse, sur laquelle on verse l'eau en même temps qu'une mesure de poudre alumino-calcaire au permanganate de potasse.

L'*iode* à l'état naissant (procédé Vaillard) est un excellent stérilisateur. On se sert à cet effet de trois espèces de comprimés, chacune de couleur différente, que l'on ajoute successivement et par ordre, du n° 1 au n° 3, dans l'eau préalablement clarifiée.

La *filtration* à travers le filtre-bougie en porcelaine de Chamberland ou le filtre-bougie en terre d'infusoire de Berkefeld, ou le filtre en porcelaine de cellulose, ou l'Eden-filtre, réalisent une épuration qui, si elle n'est pas parfaite, donne une sécurité suffisante à l'égard des germes morbides.

La *filtration* de l'eau à travers des couches superposées de gravier, de charbon et de sable, au fond d'un tonneau, donne déjà des garanties appréciables si le filtre est entretenu en bon état.

L'*ébullition* dans une marmite, prolongée pendant quinze minutes, assurera la destruction des germes pathogènes. C'est le procédé le plus sûr et le moins difficile à employer. L'eau sera aérée par le battage et refroidie dans des seaux de toile spéciaux, pendus sous des arbres ou sous la vérandah (1).

Boissons froides. — L'eau glacée sera absorbée avec modération aux repas. Il ne faut pas mettre des blocs de glace

----

(1) Pour plus de détails, voir l'Hygiène Coloniale, par le Dr G. Reynaud. — Editeur J. B. Baillière.

dans les verres, mais seulement faire refroidir les carafes d'eau et les bouteilles de vin dans des seaux garnis de glace.

On se contentera le plus souvent d'eau refroidie dans des gargoulettes ou des seaux en toile.

Boissons alcooliques. — L'alcool est un des plus redoutables ennemis du colon Européen dans les pays chauds.

Le vin de bonne qualité, pasteurisé à chaud, ayant une teneur maxima de 12 degrés, absorbé au cours du repas, coupé d'eau et en quantité ne dépassant pas 75 centilitres dans les vingt-quatre heures, est une bonne boisson, fournissant un appoint favorable à l'alimentation.

L'alcool sous toute autre forme doit être rigoureusement proscrit, car il produit avec une rapidité bien plus grande qu'en Europe, de graves désordres et des altérations irréparables dans tous les appareils, particulièrement les appareils digestif, cérébral, rénal. L'absorption lente et continue est dangereuse comme les excès passagers et répétés.

Boissons aromatiques. — Les infusions aromatiques (thé, café, ayapana, citronnelle, etc.) prises chaudes après le repas sont excellentes.

Travaux. Professions. — Les professions peuvent être divisées en trois catégories principales suivant qu'elles sont accessibles, avec ou sans restrictions, à l'Européen. Les principales indications sont résumées dans le tableau suivant :

Tableau des professions

I. — *Professions exercées à l'air libre* (ouvriers, surveillants, directeurs exposés aux agents météoriques) :

a) *Métiers où l'on remue la terre* (agriculteurs, terrassiers), très dangereux en pays insalubres; inaccessibles à l'Européen.

b) *Métiers nécessitant le séjour au soleil* (explorateurs, marins et soldats, surveillants de travaux), dangereux; accessibles à l'Européen s'il séjourne peu au soleil, s'il ne porte pas de poids et s'il est porté.

II. — *Professions manuelles exercées à l'abri de l'air* (nécessitant le déploiement prolongé de forces physiques) :

a) *Métiers exigeant le séjour prolongé devant les feux ou dans une atmosphère surchauffée* (chauffeurs, forgerons, boulangers, cuisiniers, repasseurs, etc.), inaccessibles à l'Européen dans les zones équatoriales et quelques régions tropicales à saisons peu tranchées.

b) *Métiers exercés à l'abri et loin des foyers de chaleur* (menuisiers, cordonniers, tailleurs, typographes, etc.), accessibles partout à l'Européen.

III. — *Professions non manuelles, libérales* (exercées à l'abri des agents météoriques) :

directeur d'usine, homme de lettres, commerçant, commis, employé de commerce ou d'administration : accessibles partout à l'Européen.

Hygiène spéciale du travail de la terre; prophylaxie du paludisme. — Les bouleversements du sol sont généralement accompagnés ou suivis d'explosions graves de paludisme. C'est surtout à l'occasion de ces travaux qu'il faut mettre en œuvre les moyens préservatifs de la fièvre paludéenne. Ils peuvent être résumés ainsi qu'il suit :

PROPHYLAXIE GÉNÉRALE

1° Exécution des travaux pendant la saison sèche et par des ouvriers indigènes;

2° Suppression des collections d'eau à la surface du sol (comblement, assèchement) ;

3° Suppression de l'humidité dans le sol (drainage, cultures dirigées);

4° Défrichement rationnel par le feu, la hache et les machines fouilleuses;

5° Adduction d'eau potable de bonne qualité;

6° Destruction des moustiques ou de leurs larves (par poissons dans les réservoirs d'eau; dragage de la végétation des pièces d'eau; huile de pétrole répandue à la surface des pièces d'eau à raison de 10 cc par mètre carré de surface, ou poudre de chrysanthème dans les réservoirs d'eau potable; couverture des petits réservoirs avec de la toile métallique);

allumage de grands feux, matin et soir, sur les chantiers et autour des campements;

7° Journées de travail réduites à sept heures; repos à l'ombre de 10 heures du matin à 3 heures du soir.

PROPHYLAXIE INDIVIDUELLE

8° Soins immédiats aux malades atteints de paludisme; traitement prolongé dans des infirmeries munies de moustiquaires;

9° Abris confortables pour les travailleurs, avec lits de camps et moustiquaires, et toiles métalliques ou moustiquaires aux fenêtres;

10° Interdiction du séjour à l'extérieur pendant la nuit;

11° Fumigations diverses à l'intérieur des habitations;

12° Quinine préventive (0 gr. 50 ou 0 gr. 75 tous les trois jours) aux travailleurs;

13° Alimentation substantielle et repas le matin avant le départ pour le chantier;

14° Vêtements de laine pour la nuit; propreté corporelle.

Marches, explorations. — L'Européen ne doit ni porter, ni marcher, ni travailler au soleil. Ceux qui seront obligés de marcher ne porteront jamais un poids supérieur à 15 kilogs.

Les marches auront lieu de 5 heures à 9 heures du matin et de 3 heures à 6 heures du soir, avec des haltes de dix minutes dans des lieux ombragés, abrités contre les courants d'air. A la halte il faut conserver le casque sur la tête, déboutonner la veste ou desserrer le ceinturon, ne pas s'allonger à terre, ne boire que des boissons aromatiques bouillies, des lotions froides seront faites sur la figure et sur le crâne.

Une dose de quinine préventive (0 gr.30 à 0 gr. 50, en comprimés ou délayée dans du vin de quinquina) sera prise le matin, après le déjeuner, avant la mise en route, si on doit traverser une région très palustre.

Emploi de la journée; exercices. — L'Européen se rendra à l'atelier, au magasin ou au bureau le matin, vers 7 heures au plus tard, sous l'abri d'une ombrelle, ou mieux à cheval, en voiture fermée, en hamac ou filanzane si la distance est grande. Le retour s'effectuera avant 10 heures; si la distance est grande, le mieux est de manger sur le lieu du travail.

Les ateliers, bureaux, etc., seront pourvus de ventilateurs à hélice ou à eau, de pankas, de cabinets de douche et de toilette, de réfectoires.

De 9 heures du matin à 3 heures du soir l'Européen doit rester à l'abri du soleil. La sieste complète le repos de la nuit. Au total il fera six heures de travail effectif.

A la sortie de l'atelier, vers 6 heures du soir, l'Européen se trouvera bien d'une promenade à pied, à cheval ou en voiture, ou d'un exercice tel que l'équitation la bicyclette, le tennis suivis d'une lotion fraîche rapide.

La chasse n'est tolérable que dans les régions salubres et en dehors des heures chaudes du jour : « Partie de chasse, partie de fièvre. »

Sanatoria, rapatriements. — Les malades atteints d'affections endémiques, à l'exception des individus atteints d'accès bilieux hématuriques, de dysenterie chronique, de rhumatisme ou de goutte, de tuberculose avancée ou de cachexie paludéenne très grave, seront traités avec avantage dans les sanatoria d'altitude, entre 500 et 1200 mètres. Les convalescents y referont plus rapidement leurs forces si leur séjour est suffisamment prolongé (de deux à trois mois).

Les colons européens, encore valides, iront chaque année en changement d'air dans les hauteurs ou sur les plages saines pendant la saison chaude.

Les malades, non guéris dans les sanatoria ou qui ne peuvent pas y être traités, seront rapatriés sans délais si l'état est grave, sinon ils partiront de manière à arriver en Europe après la saison froide.

Dans les entreprises coloniales la parcimonie appliquée au bien-être des hommes est particulièrement funeste sinon coupable. Toute dépense judicieusement faite en faveur de l'hygiène se traduit en définitive par une économie réalisée.

Paris. — Imp. Jean Gainche, 15, rue de Verneuil.

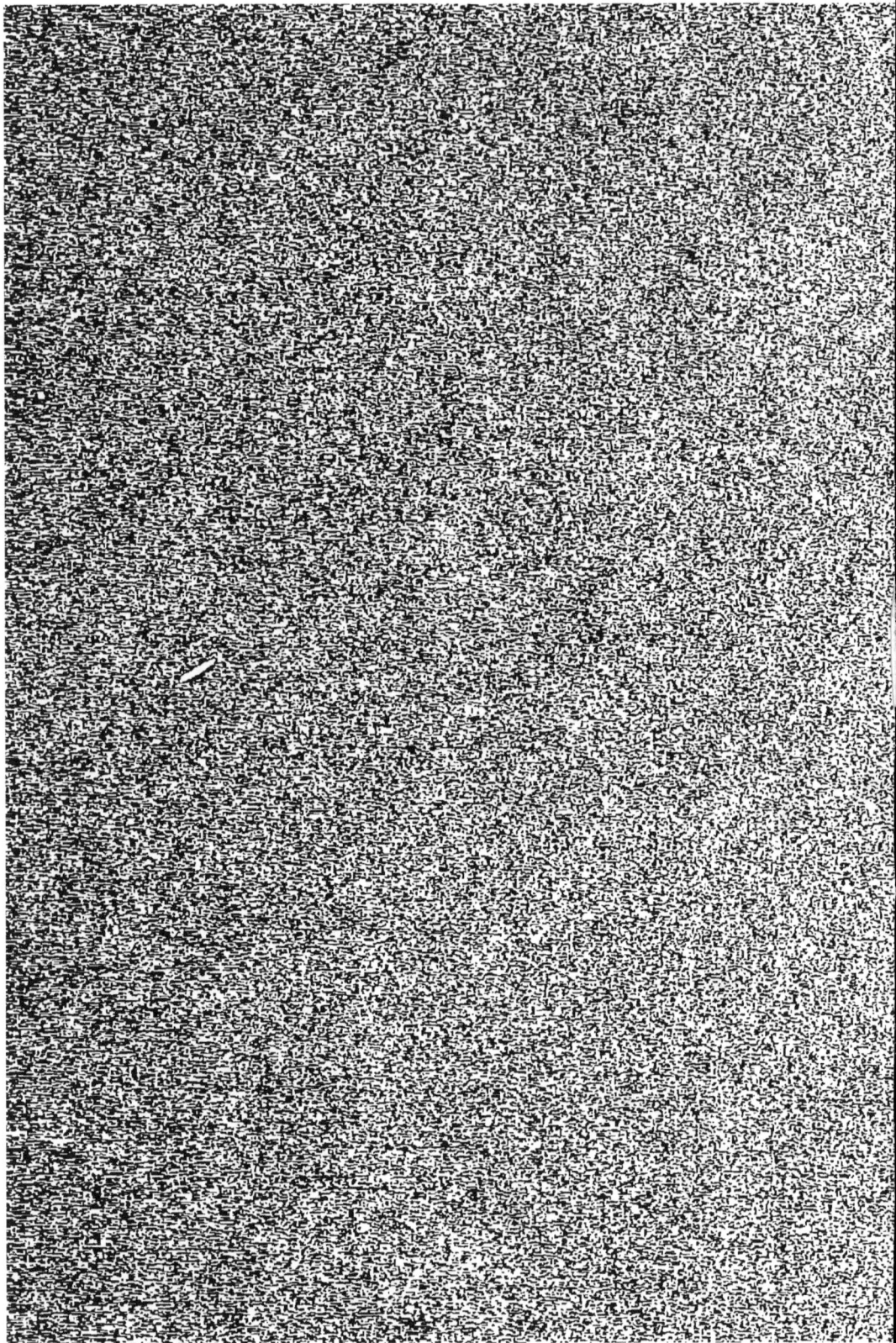

www.ingramcontent.com/pod-product-compliance
Lightning Source LLC
Chambersburg PA
CBHW060753280326
41934CB00010B/2468